# DE L'OBÉSITÉ

PAR

C. C. MINEL,

DOCTEUR EN MÉDECINE,

ANCIEN INTERNE DE L'ASILE PUBLIC D'ALIÉNÉS DE MARÉVILLE,

ANCIEN ÉLÈVE DES HÔPITAUX DE PARIS,

MÉDAILLE D'ARGENT (CHOLÉRA 1854).

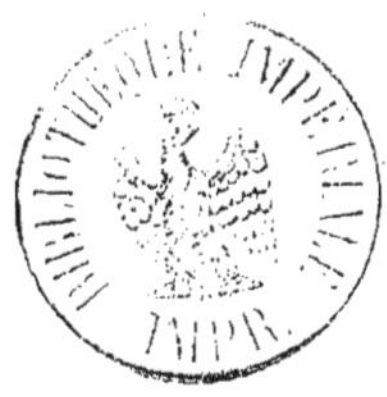

*Versabor in re difficili ac multum ac valde quæsita . . . . . ea, ut potero, explicabo.*

CICÉRON, *De officiis.*

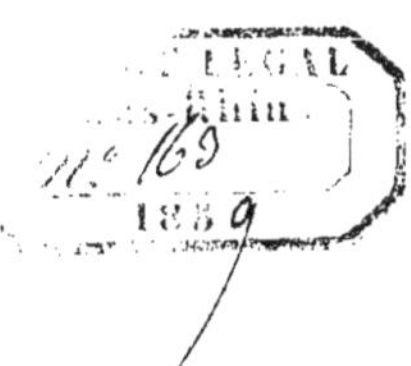

STRASBOURG,

TYPOGRAPHIE DE G. SILBERMANN, PLACE SAINT-THOMAS, 3.

1859.

A MON PÈRE.

A MA MÈRE.

C. C. MINEL.

# DE L'OBÉSITÉ.

*Versabor in re difficili ac multum ac valde quæsita ..... ea, ut potero, explicabo.*
CICÉRON, *De officiis.*

## Introduction.

L'obésité est une de ces affections que les auteurs mettent volontiers à l'écart dans les traités de pathologie. Combattue mollement par les médecins, soit en raison du peu de gravité de la maladie dans certaines circonstances, soit en raison de l'efficacité parfois douteuse de son traitement; acceptée par les gens du monde comme une gêne durable et dont on ne se préoccupe guère; elle doit néanmoins être rangée parmi les affections, sinon immédiatement mortelles, du moins de nature à se terminer quelquefois d'une manière funeste. Toujours elle amène avec elle une suite de complications qui rendent souvent l'existence à charge aux personnes obèses.

Les monographies de l'obésité sont très-incomplètes et si anciennes d'ailleurs qu'elles ne sont plus à la hauteur de la science, et il y a lieu de s'étonner que de nos jours où la physiologie expérimentale joue un si grand rôle dans le monde scientifique, quelque médecin n'ait pas tenté d'appliquer les découvertes modernes, tant en physiologie qu'en thérapeutique, à l'étude de cette maladie, dans le but surtout d'arriver à des résultats plus positifs sous le rapport du traitement.

La tâche est difficile, aussi n'ai-je point la prétention de la remplir. J'ai choisi ce sujet de dissertation inaugurale parce qu'il me semblait peu connu, et mon but serait atteint si je pouvais appeler l'attention des médecins sur une maladie aussi féconde en observations intéressantes et si digne d'être étudiée au point de vue de sa thérapeutique encore trop peu certaine.

## Formation de la graisse. Digestion. Absorption.

La question de la formation de la graisse, de sa digestion, de son absorption, est restée longtemps obscure. Les ouvrages des anciens ne nous fournissent aucun renseignement à ce sujet, et il nous faut arriver jusqu'à HALLER pour trouver la première théorie qui ait eu cours dans la science.

HALLER pensait que la graisse existait toute formée dans le sang et que sa séparation se faisait par transsudation à travers les ouvertures dont sont criblées, selon lui, les parois des artères qui se distribuent dans le tissu cellulaire.

RICHERAND partageait cette opinion; mais BICHAT admet déjà des vaisseaux blancs, continus au système capillaire artériel, qu'il regarde comme les agents de cette sécrétion.

Malgré les idées de BICHAT, la question restait à peu près stationnaire, et ce fut en 1843 seulement que se dessinèrent les premières théories sérieuses appuyées sur l'expérimentation. A cette époque, MM. DUMAS, BOUSSINGAULT et PAYEN prétendirent, en s'appuyant sur des expériences qui paraissaient très-concluantes, que l'homme et les animaux recevaient leur graisse des aliments qu'ils ingéraient et n'en formaient pas.

M. BOUSSINGAULT était arrivé à cette conclusion en expérimentant sur une vache, et en prouvant par des chiffres que le total des matières grasses ingérées était plus grand que celui des matières grasses excrétées.

Cette doctrine fut combattue par LIEBIG.

« Un poisson, disait-il, ne trouve pas l'huile de poisson dans les matières alimentaires. Il en est de même de la baleine, etc. Les animaux «font de la graisse en transformant les aliments carbonés non azotés, « tels que le sucre, l'amidon, la gomme, la pectine, la bassorine, etc.

« Ces substances sont avec la graisse elle-même classées parmi les « aliments respiratoires, c'est-à-dire parmi ceux qui, insuffisants à en-« tretenir la nutrition, entretiennent la respiration et par conséquent « la chaleur animale. Or, si l'oxygène inspiré est en quantité suffisante « pour brûler tout le carbone contenu dans ces combinaisons, les ali-« ments carbonés non azotés sont oxydés et expulsés sous forme d'acide « carbonique. Si, au contraire, l'oxygène est insuffisant, une partie de « celui que contient l'aliment respiratoire lui est enlevée, et, par sous-« traction, l'aliment se change en graisse. »

La lutte fut vive et durait depuis longtemps entre MM. Liebig et Dumas, lorsqu'en 1844, M. Milne Edwards vint rendre compte d'expériences entreprises par lui sur la production de la cire des abeilles. Nourries exclusivement de miel, elles donnèrent plus de cire que ce miel n'en contenait. Donc elles ne recevaient pas leur cire toute formée des aliments; il y avait là une véritable sécrétion animale. Hubert répéta ces expériences et acquit la certitude que les abeilles produisaient de la graisse. Les insectes produisent donc de la graisse avec le sucre et l'amidon, et, comme le dit M. Payen, « il doit en être de même, bien « qu'à un moindre degré, chez d'autres animaux; c'est, ajoute-t-il, la « démonstration importante d'une faculté remarquable de plus. »

Plus tard encore, fut présenté à l'Académie un mémoire dans lequel il était prouvé que des oies nourries avec du maïs n'avaient fait presque pas de chair, mais de la graisse et en bien plus grande quantité que le maïs n'en contenait, puisqu'on ne peut pas en extraire un millième de graisse en poids. M. Boussingault, nommé rapporteur, revenant sur son opinion première, partagea pleinement ces idées. De toutes ces expériences faites sur les insectes et de celles plus concluantes encore faites sur les animaux d'un ordre supérieur, on a été conduit à admettre la production de la graisse chez les animaux. On peut donc conclure qu'elle se forme chez l'homme de deux manières différentes:

1° Par l'assimilation de la graisse contenue dans les aliments ;

2° Par la formation par l'animal lui-même.

Peut-être aussi, ont dit quelques auteurs, les animaux forment-ils de la graisse à l'aide de leur propre matière; mais ce dernier mode de production n'est pas encore prouvé par des expériences suffisantes pour être posé en principe.

La production de la graisse admise, nous arrivons à la digestion des matières grasses.

Ici, plus que partout ailleurs, surgissent les difficultés. Les physiologistes sont loin d'être d'accord sur des questions aussi importantes. Les travaux et les mémoires se sont succédé depuis longtemps et se succèdent encore de nos jours sans parvenir toutefois à élucider pleinement la question. Les uns veulent que les graisses se saponifient dans l'économie et soient absorbées sous cette forme. Les autres, qu'elles soient simplement émulsionnées, et grand ici est le dissentiment. Quel est le liquide qui émulsionne les graisses? Est-ce le fluide pancréatique auquel M. Claude Bernard a fait jouer un rôle si important? Est-ce la bile? Les liquides de l'intestin sont-ils actifs dans cet acte? Ou bien, comme tendraient à le démontrer les travaux de M. Colin d'Alfort, le fluide pancréatique reste-t-il entièrement inutile dans la digestion de ces substances?

La théorie de M. C. Bernard a trouvé des contradicteurs en Allemagne et dans M. L. Figuier, en France, un adversaire acharné. En 1857, le mémoire de M. Colin d'Alfort, *Sur la digestion des matières grasses sans le concours du fluide pancréatique*, appuyé par l'autorité si compétente en pareille matière de Bérard, est venu lui porter un coup dont elle se relèvera difficilement.

Cependant, malgré les attaques dirigées contre elle, nous l'admettrons comme la plus répandue et la plus complète peut-être, en attendant que de nouvelles expériences en cours d'exécution viennent l'approuver ou l'improuver.

Les corps gras, introduits dans l'économie pour être soumis à l'acte digestif, ne sont attaqués ni par l'eau, ni par la salive, ni par le suc gastrique. Ils passent donc intacts dans la bouche et l'estomac. Une fois arrivés dans le duodénum, ils reçoivent une certaine quantité de fluide pancréatique qui forme avec eux une émulsion, c'est-à-dire qui les réduit en particules d'une finesse extrême, apparaissant au microscope comme une fine poussière ou comme des nébulosités indistinctes. J'expose ici les idées de M. Claude Bernard. Dans cet état, ils ne peuvent se mêler ni avec le sérum du sang, ni avec la lymphe. L'endosmose n'a aucune action sur eux. Ils sont absorbés en nature et introduits dans les vaisseaux chylifères par compression, au moyen de la contraction des plans musculaires de l'intestin. C'est là qu'on les aperçoit au microscope. Il résulte, en effet, des recherches microscopiques que l'on rencontre dans le sang des granulations de nature graisseuse en nombre fort variable, et qui se montrent chaque fois que la graisse a été versée par le chyle, trois et six heures et plus après le repas. Souvent elles semblent disparaître et on ne les trouve pas dans le sang de la peau chez les personnes bien portantes, parce qu'elles ont été brûlées par la respiration.

Les substances grasses absorbées par les chylifères se rendent dans le système veineux général et dans le poumon, sans avoir préalablement passé par le foie. Les matières sucrées et albumineuses, absorbées exclusivement par la veine porte, traversent nécessairement le foie avant d'arriver dans les veines et dans le poumon. La graisse est le seul aliment pour l'absorption duquel on peut faire intervenir d'une manière évidente et réelle le système lymphatique chylifère.

Les derniers termes de la combustion des matières grasses consistent en eau et en acide carbonique qui sont éliminés par la respiration, et ce qui n'est pas éliminé, s'accumule dans les tissus après avoir éprouvé une combustion incomplète. Ces matières grasses s'entourent de vésicules spéciales formant le tissu adipeux; vésicules ou cellules microscopiques pleines d'une huile liquide, à la température du corps, rondes et ovoïdes tant que la graisse est liquide et qu'elles ne sont pas comprimées; leur enveloppe est très-mince, amorphe, et ne peut se distinguer du contenu dans les cellules entières. Le noyau existe comme dans les cellules organiques.

Mais, comme nous l'avons dit plus haut, les matières grasses ingérées en nature ne sont pas les seules qui contribuent à la formation de la graisse chez l'homme. Le sucre se change en glycose, les aliments féculents eux aussi sont transformés en dextrine d'abord, puis encore en glycose. La première partie de cette transformation est commencée par la salive et complétée par l'action du suc pancréatique, comme l'ont prouvé les expériences de MM. Sandras et Bouchardat.

Le suc pancréatique, auquel nous avons fait jouer un rôle presque unique dans la digestion des matières grasses, n'agit probablement pas seul. Ces matières, arrivées dans le duodénum, reçoivent en même temps que lui une certaine quantité de bile et se trouvent en contact avec les liquides intestinaux. La bile a la propriété de former une émulsion avec les acides gras et elle doit aussi jouer un certain rôle dans l'assimilation, puisque dans l'économie elle se dépouille d'un de ses éléments constitutifs, l'acide choléique, que l'on ne retrouve jamais dans les matières excrémentitielles.

## Usage de la graisse.

La graisse, formée et déposée dans les tissus, remplit certaines parties de l'organisme, soulève la peau, la rend plus mince et plus lisse, surtout chez les femmes, chez lesquelles un certain degré d'embonpoint ne fait qu'ajouter à la perfection de leurs formes, en arrondissant les membres et cachant certaines saillies produites par les os, et qui nuiraient à l'harmonie ou à la régularité de leur corps.

Elle facilite le glissement des surfaces articulaires. Dans certaines conditions elle sert comme de réservoir à l'alimentation, et contribue surtout à conserver la chaleur animale en raison de sa mauvaise conductibilité pour le calorique. On trouve un bel exemple de ce fait chez les animaux hibernants, qui passent toute la saison froide dans un état de torpeur, dont ils ne sortent qu'au commencement du printemps. Ils engraissent considérablement à l'approche de l'hiver; ils ont plusieurs épiploons chargés de tissu adipeux qui sert à leur alimentation et les empêche de perdre leur chaleur.

Dans les régions froides, dans le nord de l'Europe, tous les animaux ont au-dessous de leur épaisse fourrure une couche considérable de graisse qui leur permet de résister plus facilement au froid, et dans ces mêmes régions, les hommes et les animaux se nourrissent principalement de graisse, recherchant d'instinct les aliments respiratoires.

La graisse diminue la sensibilité générale. Il semble qu'elle amortisse les sensations.

Elle se dépose dans les parties du corps les plus extensibles, telles que le ventre, le cou, etc., et ne s'amasse jamais dans les organes les plus immédiatement nécessaires à l'existence ou aux diverses fonctions de la vie organique, principalement dans ceux qui nous mettent en rapport avec le monde extérieur. Le cerveau, qui domine toutes les fonctions animales, en est à peu près complétement dépourvu. Les organes des sens, qui ont besoin d'une sensibilité exquise pour nous apporter les sensations extérieures, ne sont composés presque exclusivement que des tissus nécessaires à leur fonction, et cette loi, d'une haute importance en physiologie, ne souffre pas d'exception. Presque tous ces organes, d'ailleurs, sont logés dans des cavités osseuses qui, en les enveloppant, ne permettent pas à un corps étranger de venir se loger entre eux et leur organe de protection, sans qu'il n'en résulte des troubles plus ou moins graves.

La graisse humaine ne donne par la saponification que de l'acide oléique et de l'acide margarique. On la considère donc comme un mélange d'oléine et de margarine.

L'analyse chimique donne sur 100 parties :

| | |
|---|---|
| Carbone . . . . . . | 79,000 |
| Hydrogène . . . . . . | 15,416 |
| Oxygène . . . . . . | 5,584 |
| | 100,000 |

## Historique.

Une étude fort curieuse à faire au point de vue de l'historique de l'obésité, et que nous ne ferons qu'indiquer ici, serait de considérer l'état social de l'obèse dans l'antiquité et dans les temps modernes. Méprisés chez les Spartiates, les Grecs et les Romains, comme inaptes à la chose publique, considérés par ces peuples comme des êtres inférieurs sous le rapport intellectuel, les obèses, au contraire, étaient en grande vénération dans d'autres contrées. En Orient, dans l'antiquité et de nos jours encore, l'obésité est fort en honneur, tandis qu'en France et en Europe on regarde généralement cet embonpoint outré comme le signe d'une intelligence peu active.

En parcourant les ouvrages des anciens, on voit que beaucoup se sont occupés de l'obésité, que quelques-uns considéraient déjà comme une maladie, sans avoir toutefois des idées bien nettes sur son mode de production, ses causes et son traitement. Hippocrate, un des premiers, parle assez longuement de cette affection, surtout au point de vue du traitement, dont la base était pour lui le régime et la diète, Les principaux inconvénients de la maladie ne lui avaient point échappé. Il avait remarqué la presque constante stérilité des femmes obèses, et il donne de ce fait une explication assez curieuse. Il établit en principe, que les femmes très-grasses ne peuvent concevoir parce que la graisse accumulée autour de l'utérus en bouche l'orifice.

Galien et ses successeurs n'ont fait que copier les idées de leur devancier.

Celse en parle incidemment dans les considérations générales qui commencent son *De medicina.*

*Obesi plerumque acutis morbis et difficultate spirandi, strangulantur : Subito sæpe moriuntur; quod in corpore tenuiore vix evenit* (lib. II, cap. I).

Prosper Alpin, à propos de l'Égypte, dit que le régime de ses habitants, l'abus des plaisirs de Vénus, l'usage habituel des bains chauds et la chaleur du climat rendaient les hommes si replets, qu'il n'était pas rare de voir leurs mamelles se développer et excéder en volume celles des femmes les plus grasses.

Cœlus Aurelianus et plus tard Cullen et Sauvage ont placé l'obésité parmi les cachexies, sans cependant attacher à ce mot l'idée qu'on lui donne aujourd'hui. Ils réunissaient, en effet, sous le nom de *cachexie* les consomptions, les hydropisies et d'autres affections cutanées, confondant ainsi divers états morbides qui n'ont aucune analogie.

Au moyen âge on s'est beaucoup occupé de la *polysarcie*, sans que toutefois les nombreux auteurs qui ont écrit à ce sujet aient apporté quelques théories ou quelques faits nouveaux. Une des premières monographies est celle de Collier, publiée à Paris en 1604. Après lui viennent, chez les Allemands, Fridericus (1670), Ettmuller (1681), Jacob Wolf (1683), Hoffmann (Halæ 1718), Walther (Lipsiæ 1734), etc.; puis à Paris, Berault (1620), Santeul (1725), Person (1748), etc. Une des plus complètes de l'époque est celle de Thomas Short, *Sur les causes et les effets de l'obésité, et sur les moyens de la prévenir*, in-8°. Londres 1753.

Notre siècle, qui a tant écrit, n'a encore presque rien publié sur ce sujet, de plus en plus actuel cependant. Dupuytren fit paraître en 1806 un opuscule sur une observation d'obésité, suivie de maladie de cœur et de mort.

Un ancien interne des hôpitaux de Paris a soutenu en 1811 une thèse sur la maladie qui nous occupe (Dardonville, *Dissertation sur l'obésité*, 27 pages in-8°). De peu d'étendue et ne renfermant d'ailleurs aucun document nouveau, elle n'est que le résumé des doctrines régnant à cette époque.

Il y a quatre ans, le docteur DANCEL a publié (Paris 1854) un livre ayant pour titre : *Préceptes fondés sur la chimie pour diminuer l'embonpoint sans altérer la santé.* Recommandé surtout à la quatrième page des journaux, ce livre renferme souvent des idées fausses. Nous aurons à revenir sur ses théories; disons cependant que l'auteur nous semble trop considérer l'homme comme un animal qu'on engraisse à volonté par le maïs, le repos, etc., sans tenir compte chez lui des facultés intellectuelles et des impressions morales qui, dans certains cas, jouent un rôle immense, et mettent une si grande distance entre l'homme et la bête.

## Définition.

Certains auteurs considèrent l'obésité comme un état mixte qui n'est plus la santé et qui n'est pas encore la maladie. Cette manière de voir me paraît fausse et jusqu'à un certain point incompréhensible. Où cesse la santé, la maladie apparaît, non pas toujours avec son cortége de symptômes graves, mais avec un désordre qui, si léger qu'il soit, suffit pour la caractériser.

Donner une définition exacte de la maladie qui nous occupe est chose difficile. On ne sait quand elle commence, et seulement alors qu'il y a gêne dans les fonctions, on reconnaît sa présence. Les auteurs disent bien que le corps de l'homme, à l'état normal, ne doit contenir que la vingtième partie de son poids en graisse; mais en admettant l'exactitude de cette donnée, quel moyen de reconnaître quand elle est dépassée?

Ne sait-on pas, d'ailleurs, que telle quantité de graisse chez l'un ne gênera pas des fonctions qu'elle troublera chez d'autres. On peut, toutefois, donner de l'obésité une définition à peu près exacte, en adoptant celle que CHOMEL donne de la maladie, et dire :

« L'obésité est un état pathologique résultant d'un dépôt de graisse « plus abondant qu'à l'état normal dans les différentes parties de l'or- « ganisme, et amenant avec lui un désordre notable dans les dispositions « matérielles des parties constituantes du corps et dans l'exercice de ses « fontions. »

## Symptomatologie. Marche. Durée. Terminaison.

L'obèse, en général, a le visage court, le nez obtus, la face animée, les yeux ronds et injectés, et tout dans l'ensemble de sa physionomie dénote chez lui non pas arrêt, mais ralentissement de la circulation.

A la tête, la graisse ne distend presque jamais le cuir chevelu adhérant d'une manière à peu près intime au péricrâne. Elle s'accumule principalement dans les joues dont le tissu cellulaire plus lâche permet une plus ample extension. Aussi, à un degré avancé, l'obésité donne-t-elle au visage un aspect qui n'a rien d'agréable.

Les joues tombent de chaque côté entraînées par le poids de la graisse. Le cou grossit et devient énorme, et sa partie antérieure venant à se confondre avec la tête, la ligne de jonction s'efface et disparaît. Tel ce prélat obèse dont BOILEAU a fait le portrait dans son *Lutrin* :

Son menton sur son sein descend à double étage :
Et son corps ramassé dans sa courte grosseur
Fait gémir les coussins sous sa molle épaisseur.

BOILEAU, *Lutrin*, chant I.

La partie postérieure du cou s'est aussi étendue outre mesure, et il n'est pas rare d'y trouver un et quelquefois plusieurs coussins graisseux.

Le tronc est énorme, les seins prennent un très-grand développement, les bras s'arrondissent et s'épaississent au point d'effacer quelquefois les articulations. Les mains semblent faire exception à cette règle, et on remarque leur petitesse chez les obèses, fait qui s'explique facilement quand on considère la connexion intime qui existe entre les muscles de la main et la peau de la paume des mains doublée d'un tissu cellulaire à fibres fortes et serrées.

Le ventre est la partie du corps qui se laisse distendre le plus facilement. MIRABEAU disait, en parlant d'un homme obèse, « que Dieu ne « l'avait créé que pour montrer jusqu'à quel point la peau humaine pou- « vait s'étendre sans se rompre » et ce mot est d'une très-grande justesse, car il est impossible d'assigner une limite à l'énorme distension produite par la graisse.

Qui n'a vu de ces individus chez lesquels l'abdomen prend un développement si extraordinaire qu'ils sont obligés de se renverser fortement en arrière pour n'être pas entraînés par son poids?

La graisse s'amasse dans la cavité abdominale, principalement dans l'épiploon et autour du pylore, ce qui a pour conséquence immédiate, en refoulant le diaphragme, d'amener de la dyspnée, et en agissant sur les organes contenus dans l'intérieur du ventre, de gêner leurs fonctions et de produire quelquefois une infiltration des membres inférieurs par la compression de la veine porte.

Les jambes sont développées outre mesure, et il n'est pas rare d'y rencontrer des varices.

Le derme est doublé partout d'une couche graisseuse, plus ou moins épaisse, suivant les différentes régions du corps. Cette couche forme un obstacle mécanique à certains mouvements et, en soulevant la peau, produit des affections spéciales à cette enveloppe du corps.

La peau, en général, est lisse, d'un blanc mat, excepté toutefois au visage de certains obèses qui sont menacés de congestion. Des veines en assez grande quantité font saillie sur elle et la colorent d'autant de sillons bleuâtres.

Le système musculaire s'atrophie par défaut d'exercice, et quelquefois à tel point que la graisse se dépose dans l'intervalle des fibres, et amène dans les muscles une dégénérescence graisseuse qu'il n'est pas rare de trouver dans le cœur. M. ARAN rapporte à ce sujet un fait qui mérite d'être cité. Il avait dans son service un homme adonné aux boissons alcooliques, présentant une teinte feuille morte très-remarquable. Cet homme succomba rapidement, sans que la cause de la terminaison funeste fût évidente pendant la vie. A l'autopsie, c'est à peine si l'on trouva des traces des fibres musculaires du cœur, la graisse les avait remplacées.

Plus ordinairement la graisse se dépose autour du cœur et lui forme une sorte d'enveloppe.

La vitalité et l'intégrité du muscle étant atteinte, son énergie de contraction diminue, le sang est lancé avec moins de force; de là ralentissement dans la circulation. Aussi ne compte-t-on chez la plupart des obèses qu'un nombre de pulsations qui descend au-dessous de la moyenne. J'ai vu le pouls à 45 chez un individu corpulent, presque toujours il est de 60 à 65.

Presque tous les individus atteints de cette affection ont l'allure lente, la respiration difficile; ils se fatiguent au moindre effort et à la moindre course. Le poids du ventre leur rend la marche pénible, et tous marchent droit comme le font les femmes enceintes. Il y a nonchalance et paresse, et cette horreur pour l'exercice physique, que l'on rencontre souvent chez eux, se retrouve dans leur intelligence lourde, apathique, et généralement peu susceptible d'un travail soutenu.

Toutes les sécrétions, et principalement les fonctions génitales, s'accomplissent avec moins d'énergie.

M. Alvaro Reynoso paraît avoir prouvé que toutes les fois qu'il y a trouble dans les fonctions de la respiration, on trouve du sucre dans les urines. Je dois dire, cependant, que l'analyse faite avec tout le soin désirable de l'urine de six individus obèses n'a donné qu'une fois seulement quelques traces de glycose.

Le portrait que nous venons de tracer est celui de l'individu chez lequel la maladie a atteint son summum d'intensité. Mais avant d'arriver là, il y a bien des degrés intermédiaires et il importe, peut-être, plus au médecin de reconnaître la prédisposition à l'obésité que de la voir, comme tout le monde, quand elle est arrivée au point de gêner les fonctions. Il aura alors plus de prise sur la maladie et pourra instituer son traitement d'une manière plus efficace. Or, toutes les fois qu'il rencontrera un individu ayant le visage large et court, les yeux arrondis, le nez large, les formes rondes, les mains et les pieds moins longs que gros, et qu'en outre il reconnaîtra chez lui une prédominance du tempérament lymphatique, il pourra diagnostiquer, presque à coup sûr, une prédisposition à l'obésité.

Nous aurons peu à nous étendre sur la marche de la maladie. Son début est lent, ses progrès se remarquent à peine jusqu'au jour où la gêne vient avertir de sa présence. Sa durée est longue et indéterminée. Elle seule peut cependant occasionner la mort dans certains cas, soit par la présence d'une tumeur graisseuse qui, comprimant l'estomac, détermine des nausées et des vomissements incoercibles, soit par la suffocation, comme le prouvent les deux observations suivantes recueillies toutes deux par PORTAL.

La première est celle d'une femme qui avait au ventre une tumeur assez considérable, faisant saillie principalement à l'ombilic. Des vomissements survinrent, contre lesquels échoua toute médication, et ils furent si continus qu'ils amenèrent la mort en assez peu de temps. A l'autopsie, on trouva un énorme amas de graisse dans l'épiploon et autour du pylore.

La seconde concerne un enfant, dont la mort fut aussi précédée de vomissements opiniâtres. A l'autopsie, l'épiploon contenait tellement de graisse, qu'il remplissait toute la cavité de l'abdomen. Les cas de mort par suffocation sont encore plus fréquents: *Vir quinquagenario major, alias sanus, multis ab hinc annis, molestissima spirandi difficultate laborabat, quæ lævi motu corporis exacerbationes patiebatur; tandem suffocatus interiit. Instituta sectione cadaveris, in conspectum veniet mediastinum copiosissima pinguedine suffarctum. Simili ferme modo afficiebatur pericardium; adeo pulmones hac mole compressi et costis affixi, solitam dilatationem assequi minime potuerint* (*E. Miscellaneis curiosis*).

Je me souviens avoir vu à l'Hôtel-Dieu de Paris, dans le service de M. ROSTAN, une jeune fille de dix-huit ans, entrée à l'hôpital pour combattre un état obésique accompagné d'une dyspnée extraordinaire. On ne put même la soulager. Elle succomba dans un accès de suffocation, seize jours après son entrée.

## Étiologie.

La graisse, avons nous dit, après avoir servi à la réparation de nos tissus dans l'organisme, brûle par la respiration et se transforme en acide carbonique et en eau, qui sont les derniers termes de la combustion. Si par une cause quelconque inhérente à l'individu ou survenant accidentellement, l'énergie de la respiration est diminuée, toute cette graisse formée n'est pas comburée par l'oxygène; elle reste et se dépose dans nos tissus en formant des amas plus ou moins considérables qui constituent l'obésité. Nous devons donc trouver de nombreuses causes qui, en empêchant la combustion, produisent la polysarcie.

*Hérédité.* En première ligne nous placerons l'hérédité. Des observations nombreuses que nous pourrions citer, ne feraient que confirmer un fait surabondamment prouvé déjà et admis par tous les auteurs. Ici se présente un vice organique transmis directement de parents à enfants. Admettrons-nous pour cette maladie une diathèse obésique, comme on a admis une diathèse cancéreuse, tuberculeuse, etc....? La diathèse, a dit M. BOUCHUT, dans son *Traité de pathologie générale*, est une constitution morbide qui domine l'exercice des fonctions et produit, au moment même ou à des intervalles éloignés, dans nos tissus, dans nos organes, des altérations semblables ou diverses, ayant une nature identique.

Dans l'obésité, nous trouvons tous les caractères de la diathèse. Il y a constitution morbide, transmise souvent par hérédité, se manifestant tôt ou tard, quoi qu'on fasse, et se reproduisant invariablement la même.

En parlant du traitement, nous verrons que parfois tous les efforts viennent échouer contre une aptitude invincible à reproduire la maladie. Mais dans l'état actuel de la science, nous n'avons pas encore assez de renseignements sur la nature de l'affection, sur le mode d'action des causes qui la produisent, pour nous prononcer d'une manière affirmative, et cependant nombre de faits viendraient militer en faveur de l'opinion que nous émettons.

*Tempéraments.* Trois tempéraments sont généralement admis: le tempérament sanguin, le lymphatique et le nerveux. L'observation démontre que c'est parmi les individus à tempérament lymphatique ou lymphatico-sanguin que l'on rencontre le plus d'obèses. Les lymphatiques sont souvent grands, ils ont les cheveux blonds ou châtains, la peau blanche, lisse et unie, les chairs molles, les orifices muqueux, peu colorés, les muscles pâles, l'allure lente et la voix peu sonore, les dents mauvaises, les mains et les pieds volumineux. Dans son dernier degré d'exagération, le tempérament lymphatique constitue une infériorité de race.

Chez lui prédominent les vaisseaux à sang blanc. Il y a défaut de proportion entre le développement du système circulatoire à sang rouge et le développement du système circulatoire à sang blanc. La respiration et les autres organes excréteurs, tels que le foie, les reins, la rate, etc., destinés à épurer le fluide nourricier, fonctionnent moins énergiquement. Le sang est lancé avec moins de force dans le cerveau qui, présidant toutes les fonctions d'innervation, réagit sur elles pour diminuer leur activité, et chaque fois que nous rencontrerons chez un individu cette espèce d'inertie, nous trouverons presque toujours l'obésité, ou tout au moins une prédisposition à la maladie.

*Age. Sexe.* C'est surtout à certaines périodes de la vie, à l'âge de retour chez la femme, vers quarante à quarante-cinq ans, que l'obésité se développe. A cette époque, la femme a perdu les attributs de la maternité. Elle ne peut plus engendrer, les menstrues se suppriment, et la perte de cette fonction qui amène régulièrement plus ou moins de troubles dans le système nerveux, coïncidant avec une vitalité moins grande, peut jusqu'à un certain point expliquer la production plus abondante de la graisse.

Chez l'homme, le même phénomène s'accomplit avec la diminution ou l'abolition du sens génésique. Plus tard, vers soixante à soixante-cinq ans, il se produit de remarquables changements dans l'organisme entier. Les tissus tendent à se dessécher et à se raccornir, la structure matérielle des organes et le jeu de leurs fonctions diminue notablement. La graisse qui remplissait les creux disparaît, et il est infiniment plus commun de rencontrer des vieillards amaigris, que remarquables par leur corpulence. Les statistiques démontrent que l'obésité est plus fréquente chez la femme que chez l'homme.

*Climats.* Avec la question des climats, nous abordons la série des agents extérieurs qui, en agissant sur l'individu, modifient son organisme et activent chez lui la production de l'obésité, en la déterminant quelquefois.

L'obésité se rencontre plus fréquemment dans les climats tempérés et humides que dans le Nord et le Midi. Dans le Nord, les habitants se nourrissent presque exclusivement de matières grasses qui brûlent en partie par la respiration et leur permettent, en développant plus de chaleur animale, de résister à la température ambiante. Dans le Midi, l'activité des sécrétions et des excrétions empêche le dépôt de la graisse et si cette corpulence est fréquente chez les femmes, surtout en Orient, cela tient à leur genre de vie oisive et sédentaire.

Au sommet des montagnes, la pression atmosphérique est diminuée, la respiration et la circulation plus actives; aussi presque tous les montagnards sont musclés, maigres et agiles.

Comme les faits le confirment, nous trouverons principalement des obèses dans le nord de l'Allemagne, en Angleterre, en Belgique et en Hollande, et dans ces contrées d'autres causes, sur lesquelles nous aurons à revenir, contribuent encore à augmenter la production de la maladie.

*Professions.* Les professions qui nous présenteront une prédominance des fonctions de la vie de nutrition sur les fonctions de la vie de relation, seront celles qui nous fourniront le plus d'obèses.

La vie oisive et sédentaire produit souvent la corpulence. On la rencontre fréquemment chez les gens de bureau. Mais dans ce cas il y a deux choses à considérer. D'un côté, le travail auquel ils se livrent ne stimule pas assez le cerveau pour faire agir le système nerveux aux dépens d'autres fonctions; d'un autre côté, ils prennent peu d'exercice et vivent souvent dans des appartements où l'air confiné ne leur fournit pas une quantité d'oxygène suffisante pour brûler toute la graisse qu'ils produisent.

Les véritables penseurs au contraire, chez lesquels le cerveau fonctionne activement, sont rarement obèses. Du reste, il est certaines périodes de la vie où l'obésité se développe d'une manière presque fatale. C'est quand l'individu, habitué jusqu'alors à un exercice soutenu ou à un service actif comme dans l'état militaire, interrompt tout à coup son genre de vie pour se livrer au repos. Cette cause qui coïncide le plus ordinairement avec l'âge où l'énergie vitale semble diminuer, ne contribue pas peu à amener la polysarcie.

Parent Duchatelet a remarqué dans son *Traité de la prostitution à Paris*, que les filles publiques qui arrivaient à un certain âge (quarante à quarante-cinq ans) demeuraient ordinairement très-corpulentes. Ce fait, sur lequel nous n'insisterons pas, trouve facilement son explication.

Le sommeil est incrassant, a dit Brillat-Savarin, et en effet pendant le sommeil la quantité d'acide carbonique diminue par suite du ralentissement de la circulation et du calme plus grand dans les mouvements respiratoires.

Mascagni (*Dict. des sc. méd.*, art. *Obésité*) attribuait son embonpoint au séjour prolongé qu'il faisait dans son amphithéâtre, et il regardait l'absorption des émanations des cadavres qui étaient presque toujours dans un état de putréfaction avancée, comme la cause la plus puissante qui le portât aux plaisirs de l'amour.

*Nourriture.* Si nous plaçons la nourriture seulement au sixième ordre, c'est que l'alimentation, que l'on croit si puissante pour engendrer l'obésité, est souvent inactive dans bien des circonstances. Il n'est pas rare de rencontrer des individus qui mangent très-peu et qui engraissent cependant, et d'autres au contraire, principalement les individus doués d'un tempérament nerveux, qui, malgré la nourriture la plus substantielle, ne peuvent acquérir le moindre embonpoint. Cette opinion, vérifiée par des faits nombreux, est encore une des raisons qui nous engageraient à admettre la diathèse obésique.

Je m'étendrai peu sur l'alimentation au point de vue étiologique. Au chapitre du traitement, j'aurai à parler plus longuement de cette question à propos du régime et de la nourriture qu'il faut donner aux obèses. Il est prouvé que les aliments qui produisent le plus facilement l'obésité, sont les graisses, les féculents sous quelque forme qu'ils soient, les sucres, les gommes, etc.

Mais, en dehors de l'alimentation ordinaire, on voit certains peuples, chez lesquels l'obésité est en honneur, faire usage d'aliments bizarres et même de médicaments pour arriver à la corpulence.

Dans l'antiquité, les Romaines de l'empire, bien différentes en cela de leurs ancêtres, étaient très-friandes de cossus, sorte d'insecte qui avait, disait-on, la vertu de produire l'embonpoint. Aujourd'hui les Turcs avalent force blaps à la même intention, et chez eux et principalement en Afrique, où la femme pour être désirée doit se distinguer par l'exubérance de ses formes, on fait usage de moyens spéciaux pour arriver à ce but.

« Les mères nourrissent leurs filles de pâtes faites exprès avec les ali-
« ments les plus nourrissants ; quelquefois on leur en fait tant man-
« ger qu'elles s'en dégoûtent ; mais on les y force malgré leurs réclama-
« tions.

« L'espèce de nourriture la plus propre à produire l'embonpoint
« désiré est une semence que l'on connaît à Tunis sous le nom de
« *drough.* Cette graine, indépendamment de la vertu principale qui la

« fait rechercher, a encore celle d'augmenter considérablement le lait « des nourrices en quantité et en qualité . . . . . . . . . . .

. . . . . . . . . . . . . . . . . . . . . . . . . . . .

« Quelquefois aussi, on assure l'emploi répété des médicaments de la « classe des confortatifs. . . . . . . . . . . , . . . . . . .

« La mère et les esclaves tirent la gorge avec la main, aussitôt qu'elle « commence à paraître. . . . . . . . . . . . . . . . . .

« Les femmes égyptiennes, chez lesquelles ce mode d'obésité existe « aussi, mangent pour y parvenir, outre certains mets particuliers, des « aliments aussi étranges que dégoûtants, entre autres des scarabées de « la grande espèce, des lézards vivants et d'autres reptiles » (DUCHESNE, *De la prostitution en Algérie*, p. 110).

Il existe dans certaines parties de l'Allemagne, et notamment dans le Tyrol, la Hongrie, la Dalmatie, une coutume bizarre et qui mérite d'être signalée. Les gens du peuple, et principalement les habitants des campagnes, absorbent tous les jours une dose de sulfure d'arsenic qui varie entre un et cinq centigrammes, dans le but d'engraisser et de donner à leur teint et à leur visage un air de santé et de fraîcheur. Par ce moyen ils arrivent en effet aux résultats qu'ils recherchent, sans que l'absorption de ce médicament qui est un poison vulgaire ait paru déterminer dans leur organisme aucun accident fâcheux. Il survient seulement quelques troubles lorsqu'ils cessent d'en faire usage. Il est à remarquer d'ailleurs que les maquignons se servent depuis longtemps de cette substance pour donner aux vieux chevaux un air de santé et de vigueur que l'âge leur a fait perdre.

*Boissons. Abus des alcools.* Presque toutes les boissons artificielles dont l'homme fait usage agissent sur le développement de l'obésité par la quantité d'alcool qu'elles contiennent. Quelques-unes cependant, comme la bière, renferment outre l'alcool certaines substances qui ne contribuent pas peu au développement de la polysarcie.

Voici, d'après M. BÉCLARD (*Éléments de physiologie*), le rôle de l'alcool dans la production de l'obésité.

L'alcool et les boissons alcooliques exercent une influence remarquable sous le rapport de la production de l'acide carbonique dans la respiration. M. Vierordt a observé un des premiers que quelques instants après l'ingestion d'une certaine quantité d'alcool il y a diminution notable dans la production de l'acide carbonique. Cette action de l'alcool dure plusieurs heures, puis les proportions normales de gaz reparaissent à l'expiration. Les expériences les plus complètes faites à cet égard sont dues à M. Ducheck.

L'alcool ($C^4 H^6 O^2$) se transforme immédiatement après son ingestion en un corps qui ne diffère du précédent que par deux équivalents d'hydrogène, c'est l'aldéhyde ($C^4 H^4 O^2$) plus combustible que l'alccol et facilement reconnaissable à son odeur spéciale. Brûlant plus facilement, il s'empare avec énergie de l'oxygène absorbé par la circulation, et tout en donnant comme les autres substances de l'acide carbonique et de l'eau pour derniers termes de combustion, il produit une plus grande proportion d'eau que dans la combustion des autres aliments. Tant que brûle l'aldéhyde, les matières grasses sont temporairement épargnées, et c'est ainsi que l'usage continu des alcools active la production de l'obésité.

*Cécité. Ablation d'un membre. Castration, etc.* M^me^ D. R., d'Épinal, d'un tempérament lymphatico-sanguin, n'offrit jusqu'à l'âge de trente-neuf ans aucun indice qui pût faire supposer chez elle une prédisposition à l'obésité. A cette époque elle fut atteinte d'une cataracte traumatique de l'œil droit. Le docteur Taglioni l'opéra, mais ne put empêcher l'inflammation qui la suivit, d'envahir l'œil gauche et d'amener une cécité complète. Un érysipèle du cuir chevelu et d'une partie de la face vint encore compliquer l'état de la malade et la fit souffrir assez longtemps. Malgré cet état de souffrance, M^me^ R. commença à prendre de l'embonpoint. Avant l'opération, elle pesait 60 kilog., et cinq mois après, elle avait augmenté de 7 kilog. L'obésité continua à faire des progrès, et aujourd'hui la malade, devenue énorme, éprouve toutes les complications de son état maladif: palpitations, dyspnée, apathie, etc.

A la suite de l'ablation d'un membre, on rencontre fréquemment des individus qui deviennent très-gras, et la castration, en abolissant les fonctions génitales et enlevant par là même une vive excitation au système nerveux, produit aussi ce résultat.

On sait quel rôle important joue la castration dans l'engraissement des différents animaux (bœufs, volailles, poissons) destinés à la nourriture de l'homme. Cette opération, en favorisant le dépôt de la graisse, rend aussi leur chair plus délicate.

On a vu des prisonniers renfermés dans de sombres cachots et n'ayant qu'une nourriture insuffisante, devenir obèses. Cette obésité est produite par l'action de différentes causes, telles que le repos, l'air confiné et l'obscurité.

Les pertes abondantes de sang et les saignées répétées sont aussi rangées par la plupart des auteurs parmi les causes qui produisent la maladie. On trouve dans BŒRHAAVE l'observation d'un médecin que leur abus avait rendu extrêmement gras.

*Causes inconnues.* Malgré l'énumération assez longue que nous venons de faire, il se présente souvent des cas singuliers d'embonpoint extraordinaire, qui ne peuvent se rattacher à aucune des causes précitées. Je crois ne pouvoir en donner un meilleur exemple qu'en citant une observation de polysarcie fort remarquable, présentée à l'Académie de médecine par M. le docteur MARCÉ, au nom de M. BAILLARGER, dans la séance du 8 septembre 1857.

Il s'agit d'un jeune homme de treize ans dont le père est fort et bien portant, mais n'offre rien d'anormal sous le rapport de la stature et de l'embonpoint, et dont la mère se trouve également dans des conditions de santé régulière. Il est le cinquième de huit enfants. Ses frères et sa sœurs sont bien conformés; mais le sixième, qui se faisait remarquer par un développement considérable, a succombé à l'âge de vingt-deux mois. Lorsque Philippe Hutin est venu au monde, il était déjà trop volumineux et l'accouchement a été long et pénible. L'enfant a toujours été remarquable dans les années qui suivirent par sa grosseur et son appétit. Il pèse tout habillé 214 livres, sa taille est de $1^m,30$. Sa tête est enfoncée entre les épaules et un peu renversée en arrière. Le cou a presque entièrement disparu, il est remplacé par un sillon transversal. Le thorax est garni en avant de deux mamelles volumineuses, dans lesquelles le palper ne fait reconnaître aucune trace de tissu glandulaire. L'abdomen est pendant et recouvre presque entièrement les parties génitales qui sont normalement développées. Le pubis est garni de poils. Le dos, les fesses, les cuisses, sont garnis de coussins adipeux qui leur donnent un volume énorme. La marche est facile, mais la respiration est gênée et haletante, et le sujet peut difficilement monter un escalier. Les battements du cœur sont réguliers, sans bruit de souffle. Les fonctions digestives sont bonnes et l'appétit considérable. L'intelligence est parfaitement développée.

*Mensuration.*

| | |
|---|---|
| Circonférence du thorax au niveau de l'appendice xyphoïde . | $1^m,21$ |
| « de l'abdomen au niveau de l'ombilic . . . . | $1^m,33$ |
| « du cou . . . . . . . . . . . . . . | $0^m,47$ |
| « de la face au-dessus de la bouche . . . . . | $0^m,46$ |
| D'un creux axillaire à l'autre en avant . . . . . . . . . | $0^m,42$ |
| « « en arrière. . . . . . . . | $0^m,43$ |
| Circonférence du bras au niveau des attaches deltoïdiennes . | $0^m,37$ |
| « de la cuisse à sa partie moyenne . . . . . . | $0^m,74$ |
| « de la jambe au-dessus du pied . . . . . . . | $0^m,28$ |

Je ne terminerai point la partie étiologique de mon travail sans dire quelques mots d'une affection qui, laissant en apparence les fonctions de la vie organique dans un état d'intégrité parfaite, porte son action sur les centres nerveux en troublant spécialement les fonctions intellectuelles. Je veux parler de la folie, dont la fréquence devient plus grande de jour en jour.

Interne dans un asile d'aliénés, j'ai observé un nombre considérable de malades, et j'ai rarement rencontré l'obésité parmi eux. J'ai vu, au contraire, notamment chez les imbéciles, les maniaques, les lypémaniaques, des individus mangeant démesurément, et restant maigres malgré cette absorption énorme de nourriture. Si l'obésité se rencontre quelquefois, c'est parmi les déments et les paralysés généraux à une certaine période de la maladie. Chez les maniaques, la production de la graisse est un signe souvent très-fâcheux : on la remarque spécialement chez eux quand la manie va passer à l'état de démence et d'incurabilité.

Dans la démence, on la rencontre lorsque l'individu est arrivé à cet état de mort intellectuelle, s'il m'est permis de parler ainsi, dans lequel, son intelligence étant complétement abolie, il en est réduit aux instincts de la vie animale. Chez les paralysés généraux, on peut expliquer cette production de la graisse par la trop grande abondance du sang veineux.

J'ai voulu citer ce fait pour montrer que presque chaque fois qu'il y a exagération des fonctions cérébrales, l'amaigrissement se produit comme conséquence. Il est impossible, en effet, de nier le rôle que jouent dans l'obésité les impressions morales, les peines et les chagrins. Aussi me semble-t-il inutile de transcrire ici bon nombre d'observations recueillies, et qui le prouvent de la manière la plus évidente. Qui n'a connu de ces individus qui perdent leur embonpoint à la suite d'un chagrin vivement ressenti, pour le reprendre aussitôt passé, et en aussi peu de temps qu'ils avaient mis à le perdre?

## Complications.

*Fonctions intellectuelles.* En même temps que nous avons signalé chez l'obèse la paresse pour l'exercice corporel comme conséquence de la maladie, nous avons parlé aussi de la torpeur de son intelligence et de son peu d'aptitude aux travaux de l'esprit. L'observation démontre que l'intelligence est en raison inverse de la matière, et que ce sont presque toujours les hommes petits, maigres, au tempérament nerveux, qui montrent le plus de capacité dans les différentes branches des arts, des sciences et de l'industrie. Certes, Platon aux larges épaules, le maréchal de Saxe, Buffon, réunissaient la force physique à la force intellectuelle.

Marius, Jean Sobieski, David Hume, Samuel Johnson, Charles-James Fox, le duc de Vendôme, le duc de Luynes, etc., qui étaient obèses, ont été des hommes marquants dans des carrières différentes; mais ces exceptions n'infirment pas la règle.

Le système nerveux dans la polysarcie, comme dans la maigreur, conserve intégralement son poids, ce qui est un résultat fort remarquable. Il ne subit donc dans ces deux états si opposés aucune modification directe; mais chez l'obèse une partie et principalement les filets périphériques de l'axe cérébro-spinal sont pour ainsi dire noyés dans une couche plus ou moins abondante de tissu adipeux.

La plus grande partie de nos idées, sinon toutes, nous sont fournies par les sens. Ils sont, comme l'a dit CONDILLAC, les éléments qui constituent notre manière d'être, et cette masse de graisse, en réagissant sur l'organisme entier, diminue leur sensibilité et rend moins vives les impressions que l'individu reçoit du monde extérieur. L'obèse s'isole de plus en plus de ce qui l'entoure et s'habitue à cet isolement, son cerveau fonctionne moins, et cette apathie dans laquelle il vit, finit, à un moment donné, par le mettre dans l'impossibilité d'entreprendre un travail soutenu.

*Fonctions de génération. Stérilité.* Chez la femme, l'obésité amène des troubles importants dans les fonctions de génération et va souvent jusqu'à produire la stérilité. Observé par tous les auteurs depuis HIPPOCRATE, qui, comme nous l'avons vu, en a donné une explication bizarre, cet effet se produit non-seulement chez l'homme, mais dans des circonstances analogues on le retrouve aussi parmi les animaux et jusque parmi les plantes.

«Une fleur double est une fleur qui transforme ses étamines en pé-
«tales, et, par conséquent, devient stérile par exubérance de sève et

«de richesse. Aussi longtemps que la misère ira en croissant, la fé- «condité du sexe suivra une marche parallèle, et il n'existe qu'un seul «moyen de mettre un frein à cette fécondité toujours croissante, sa- «voir: d'entourer toutes les femmes des délices du luxe. Hors du luxe «et de la richesse générale, point de salut» (Toussenel, *Zoologie passionnelle*).

Et à l'appui de ce qu'il avance, l'auteur cite les juments grasses, les vaches grasses et les carpières de la Sologne, dans lesquelles on donne aux carpes une nourriture presque insuffisante, l'observation ayant démontré que plus elles étaient maigres, plus elles étaient fécondes.

Cette stérilité chez la femme est-elle produite par un phénomène mécanique? La graisse, en s'amassant dans l'abdomen, change-t-elle la position de la matrice au point d'empêcher dans cet organe l'accès du liquide fécondant? Ou bien cette stérilité n'est-elle pas plutôt la conséquence d'un état général? Je crois que ces deux causes contribuent à la produire.

Chez la jeune fille obèse, les règles apparaissent plus tard, et chez la femme, la menstruation est troublée plus ou moins profondément. L'époque menstruelle ordinaire, signalée chez la femme par l'apparition de certains symptômes généraux, dure en moyenne de cinq à six jours. La quantité plus ou moins abondante de sang qui s'écoule, en opérant une dérivation salutaire, fait disparaître cet état maladif.

Dans l'obésité, l'écoulement des menstrues diminue, les femmes *voient* à peine, et cette époque critique est marquée par des symptômes généraux bien plus graves que dans l'état de santé.

Chez l'homme, comme nous l'avons vu, le sens génésique fonctionne avec beaucoup moins d'énergie.

En dehors de l'époque menstruelle, les femmes obèses se plaignent presque toutes de la matrice. Elles éprouvent des tiraillements dans les lombes, de la douleur dans le bas-ventre, etc. Ces phénomènes sont dus probablement au déplacement de l'organe.

La couche si abondante de graisse qui double les parois de l'abdomen, produit aussi chez la femme un autre inconvénient qui se rattache aux fonctions de génération. Dans l'accouchement, il arrive quelquefois que la deuxième partie du travail est considérablement retardée. Cette couche de graisse paralyse l'action synergique des muscles de l'abdomen, et l'utérus se trouve privé de l'aide qu'il reçoit habituellement. Il faut alors dans ce cas, appliquer un bandage circulaire qui vient fournir un point d'appui à ces muscles et rétablit leur action.

Dans l'ancienne jurisprudence, on eût admis avec Zacchias, comme cause de nullité de mariage, l'impuissance par obésité. Au rapport de cet historien: *Martinus rex Aragoniæ, nullo pacto, neque medicorum arte, nec multifariis machinis potuit cocumbere cum uxore, nec puellæ virginitatem demere, licet mater aliæ que nonnullæ feminæ, velut ministræ puellæ adessent, licet viri quoque auxilio regi essent qui ventre quasi appensum per fascias a lacunaribus pendentes quibus tumor proni ventris cohiberetur dimitterent eum sensim ad gremium puellæ ac sustinerent* (Valle, *in Vita Ferdinandi regis*).

*Hernies.* Nous avons parlé de l'oppression, de la dyspnée, des tiraillements de l'estomac, etc., produits par la masse de graisse qui se dépose au-dessous du diaphragme et dans la cavité abdominale. Il a été question aussi des varices et de l'infiltration des membres inférieurs qu'amène la compression de la veine porte. Nous n'aurons pas à y revenir ici.

Mais il existe une autre complication produite, elle aussi, par la présence de la graisse dans l'abdomen et dont nous devons nous occuper, parce qu'elle donne lieu à des accidents souvent fâcheux : c'est la production de hernies graisseuses.

A mesure que la graisse se dépose dans l'épiploon et autour des organes contenus dans la cavité abdominale, elle a besoin de place et pousse devant elle la peau du ventre qui, comme nous le savons, possède une très-grande extensibilité. Cette extension, arrivée à un haut degré, produit, comme chez les femmes enceintes, des éraillures constituées par des déchirures profondes du derme. Les fibres de la membrane séreuse qui tapisse à l'intérieur les parois du ventre, finissent par s'écarter pour laisser passer la graisse et quelquefois avec elle des portions d'épiploon et d'intestin. La hernie est alors formée.

L'ombilic, dernier vestige de l'union du fœtus à la mère, est soutenu par les fibres charnues des muscles droits qui aident à sa résistance; mais à un moment donné ces fibres s'écartent aussi, et la graisse, en sortant, forme la hernie ombilicale.

Ordinairement ces hernies apparaissent entre le sternum et l'ombilic, à la région épigastrique, mais elles peuvent se montrer dans toutes les parties de l'abdomen. D'autres fois, une blessure vient aider à la sortie de la graisse, en traçant d'avance le chemin par lequel elle se répandra au dehors. Dans ce cas, elle pousse devant elle le péritoine qui constitue un véritable sac herniaire.

Scarpa s'est étendu assez longuement sur ce sujet, dans son *Traité des hernies*, et il cite (p. 339) une observation détaillée de hernie graisseuse. Dans le fait qu'il rapporte, la malade avait vu se développer la tumeur pendant l'usage trop prolongé d'aliments farineux.

Ces tumeurs se développent régulièrement. Elles sont plus ou moins volumineuses. Leur surface est inégale, irrégulière, bosselée. Le diagnostic en est difficile. On a donné comme symptôme certain de leur présence, leur irréductibilité; mais, outre qu'on pourrait les confondre avec certaines hernies épiploïques irréductibles, Laennec a cité l'exemple d'une hernie graisseuse qu'on pouvait réduire comme une hernie simple, et ce fait n'est pas unique dans la science.

Bérard attache aussi de l'importance à la douleur comme symptôme. Selon lui, si la hernie est insensible, il y a hernie graisseuse; si elle est douloureuse, c'est une hernie étranglée. Ce signe n'aurait de valeur, toutefois, que si on craignait l'étranglement. Remarquons d'ailleurs que ces hernies ne troublent pas ordinairement les fonctions de l'estomac.

L'erreur de diagnostic serait grave surtout si on se décidait à porter le bistouri sur une pareille tumeur. Nous verrons, en parlant du traitement de cette complication, quels sont les meilleurs moyens à employer pour y remédier.

*Abcès, etc.* VIDAL DE CASSIS, en parlant du rôle du tissu adipeux, signale ses principaux inconvénients, notamment lors de la formation d'abcès.

« On observe que là où la graisse abonde, la suppuration est ordi-« nairement sanieuse et la mortification fréquente, les réparations plus « lentes, soit par adhésion immédiate, soit après production de bour-« geons. Certaines opérations sont beaucoup plus compromettantes sur « les sujets à embonpoint marqué, la taille par exemple, etc.

« L'amaigrissement, la fonte ou l'absorption de la graisse, dans cer-« taines régions, peuvent singulièrement retarder la guérison de cer-« taines solutions de continuité, de certaines pertes de substance. Ainsi « à l'aisselle, à la marge de l'anus, quand un abcès est vide, le rap-« prochement, le recollement de ses parois est quelquefois difficile, « impossible même. La cavité doit être comblée par le tissu cellulaire « graisseux : il faut donc pour cela que le malade reprenne l'embon-« point que la maladie lui a fait perdre » (VIDAL DE CASSIS, *Path. ext.*, I, 568).

« Les inflammations folliculaires de la vulve sont surtout fréquentes « chez les femmes enceintes, chez les femmes rousses et les brunes « lymphatiques qui ont beaucoup d'embonpoint » (VIDAL, *id.*, V, 301).

« Les enfants très-gras deviennent plus sujets aux convulsions, ainsi « qu'aux écrouelles » (*Dict. des sc. méd.*, art. *Obésité*, vol. 37).

*Maladies de peau. Intertrigo.* Il nous reste à parler des différentes maladies de la peau qui sont la conséquence de l'obésité, telles que eczémas, couperose, etc. Nous ne ferons que mentionner ces dernières. Mais il est une affection de la peau sur laquelle nous insisterons davantage, parce qu'on s'en est peu occupé et qu'elle est très-fréquente chez les obèses : c'est l'érythème par contact de fluides altérés (*intertrigo*).

M. Devergie est le premier qui, dans son *Traité pratique des maladies de la peau*, se soit occupé de cette affection en l'étudiant avec soin. Ce que nous dirons ici, nous l'avons appris en suivant la clinique du médecin de Saint-Louis, et nous avons pu juger, par nous-même, combien était fréquente cette complication.

L'érythème se développe au contact prolongé des surfaces cutanées, et on le trouve surtout dans les parties suivantes : Derrière les oreilles, au pli du sein, au pli du bas-ventre, et, en dehors de l'obésité, au contact des bourses chez l'homme et des grandes lèvres chez la femme.

On conçoit facilement qu'il se développera plus souvent chez l'obèse que chez l'homme sain. Chez l'obèse, en effet, la graisse, soulevant la peau, met en contact des parties séparées par un sillon plus ou moins profond et produit le frottement, cause de la maladie. Le défaut de propreté favorise aussi sa naissance et son développement.

Le premier phénomène qui apparaisse est une rougeur linéaire suivie d'une démangeaison que le frottement apaise, puis l'érythème gagne toute l'étendue des surfaces en contact. Il se forme un suintement quelquefois abondant, la démangeaison est plus vive, les malades se grattent, et la surface devient bientôt eczémateuse ou lichénoïde.

Sa durée est souvent fort longue, la démangeaison est continuelle, et dans certains cas il réagit assez sur le malade pour troubler les différentes fonctions de son organisme. M. Devergie cite une dame qui, depuis douze ou quinze ans, avait cette maladie, à la suite de laquelle était survenu un amaigrissement très-notable, produit par le trouble porté dans le moral et dans les fonctions digestives.

## Traitement.

Tout mal a son remède au sein de la nature,
Nous n'avons qu'à chercher : de là nous sont venus
L'antimoine avec le mercure,
Trésors autrefois inconnus,

a dit La Fontaine (*Poëme du quinquina*, chant II), et pourrait-on dire à propos d'un certain nombre de découvertes dont la thérapeutique s'est enrichie, et qui, comme le quinquina dans la fièvre intermittente, permettent de juguler la maladie d'une manière à peu près certaine. Mais l'obésité est une de ces affections dont le spécifique est encore à découvrir, et ce n'est qu'en étudiant attentivement les différentes circonstances au milieu desquelles elle se produit, et le mode d'action de ses causes, que l'on peut arriver, non pas à guérir à coup sûr, mais à soulager le malade et à le mettre dans des conditions plus favorables d'existence.

Nous diviserons le traitement en deux parties. Dans la première, nous parlerons du régime et de l'alimentation des obèses, et nous ferons rentrer dans cette partie les moyens accessoires, tels que l'exercice, la gymnastique et l'entraînement, selon la méthode anglaise. Dans la seconde, nous aborderons la question thérapeutique proprement dite ; nous passerons en revue les différents modes de traitement préconisés par les auteurs, en insistant sur différents médicaments qui nous paraissent plus particulièrement aptes à remplir le but que nous nous proposons.

*Alimentation.* Le meilleur moyen de combattre l'obésité est la diète. *Fames siccat corpora*, a dit Hippocrate, mais il faut employer une diète relative.

Tel individu, mangeant peu, engraissera parce qu'il ne prendra pas assez d'exercice pour dépenser la quantité d'aliments qu'il ingère. Tel autre, au contraire, mangeant beaucoup, maigrira s'il dépense plus qu'il n'absorbe.

Il faut donc que le malade arrive à dépenser plus qu'il n'absorbe, et presque toujours, dans ce cas, on verra l'embonpoint diminuer. La diète bien entendue étant difficile à instituer et à continuer assez longtemps pour produire des résultats durables, il nous faut chercher à la remplacer par un régime composé des aliments qui font le moins de graisse.

Nous diviserons les aliments en deux grandes classes : les aliments simples azotés et les aliments simples non azotés.

*Aliments simples azotés.*

| *D'origine animale.* | *D'origine végétale.* |
| --- | --- |
| Albumine. | Albumine végétale. |
| Fibrine. | Fibrine végétale (gluten). |
| Hématosine. | Emulsine. |
| Caséine. | Caséine végétale (légumine). |
| Osmazone. | Fungine, gliadine, mucine. |
| Gélatine. | Gélatine végétale (pectine). |

*Aliments simples non azotés.*

| *D'origine animale.* | *D'origine végétale.* |
| --- | --- |
| Sucre de lait. | Amidon. |
| Acide lactique. | Dextrine. |
| Graisses et huiles. | Sucres. |
| | Gommes. |
| | Sucs acides. |
| | Huiles grasses. |

Les aliments azotés sont ceux qui produisent le moins l'obésité. Cependant, comme il faut une alimentation mixte, composée d'aliments azotés et non azotés, pour que la santé de l'homme se maintienne, et que nous avons toujours des aliments composés, contenant plusieurs des principes immédiats, nous devons chercher parmi les substances alimentaires celles qui contiennent le plus de principes azotés, et qu'il faut conseiller de préférence aux autres dans le traitement.

Et d'abord, une des premières questions qui se présentent est celle du régime dans lequel domine la nourriture animale.

« Je pose en principe, a dit M. Dancel, dans son livre sur l'obésité, « contre l'opinion reçue et accréditée depuis des siècles, qu'une ali« mentation très-substantielle, telle que la viande, ne produit pas l'o« bésité. »

Il y a évidemment là exagération. En admettant avec lui que les substances qui contiennent une plus grande grande quantité de carbone et d'hydrogène produisent plus facilement de la graisse que d'autres, la viande contient encore assez de carbone et de matières étrangères pour permettre le développement de l'obésité, surtout si le malade est atteint de diathèse.

Voici la composition de la viande d'après M. Payen :

*Principes immédiats.*

| | | Azote. | Carbone. |
|---|---|---|---|
| Substances azotées (fibrine, tissu cellulaire, tendons, albumine, etc.) | 21 | 3,07 | 11 |
| Phosphates et autres sels | 1 | | |
| Eau | 78 | | |
| | 100 | 3,07 | 11 |

On y trouve en outre des matières grasses en notable proportion et ajoutées au carbone en quantité suffisante pour former de la graisse.

On a voulu citer comme preuve convaincante le régime des animaux carnassiers qui ne se nourrissent que de viande et qui restent maigres. Mais la maigreur est en quelque sorte, sinon une condition de leur existence, du moins la conséquence de leur vie de chasse, et l'agilité à la course est à peu près le seul moyen qu'ils ont de se procurer une proie souvent rare et qu'ils passent des journées entières à guetter ou à poursuivre. L'expérience n'a-t-elle pas prouvé d'ailleurs, que, mis en captivité et nourris exclusivement de viande morte, ils engraissent assez facilement.

En enlevant à ce principe de l'alimentation par la viande tout ce qu'il a d'exclusif, il faut cependant reconnaître que c'est encore le régime qui convient le mieux dans le traitement de la polysarcie.

Le pain se compose de matières azotées, de carbone, de graisse et d'eau. Il exerce une influence fâcheuse sur la production de la graisse. Il est reconnu, en outre, que seul et uni aux substances amylacées il exalte la sécrétion du sucre, et il serait bon dans notre traitement de faire ce qu'a fait M. BOUCHARDAT dans le traitement du diabète, de remplacer le pain ordinaire par le pain de gluten.

Nous n'insisterons pas sur les matières grasses et les aliments sucrés. Leurs différentes transformations sont connues, et il faut autant que possible en bannir l'emploi.

Les aliments féculents entrent pour une proportion très-notable dans le régime de l'individu, et ce sont eux surtout qui contribuent à former la graisse. La base de toutes les fécules est l'amidon, et l'amidon a la même composition chimique que la fécule.

Comme les graisses, les aliments féculents se composent de carbone d'hydrogène et d'oxygène, et comme elles ils donnent, pour dernier terme de leur combustion, de l'eau et de l'acide carbonique. Ce résultat final est admis par tous les physiologistes comme un fait prouvé, sans qu'on puisse se rendre compte d'une manière bien certaine de la série de transformations par lesquelles passent ces substances. Elles se changent en sucre, et il est probable, dit M. BÉCLARD, que l'acide lactique et l'acide oxalique qui s'unissent aux alcalis du sang, au fur et à mesure de leur formation, constituent les phases intermédiaires de l'oxydation des matières grasses.

Une combustion incomplète fait déposer la graisse dans nos tissus, et si, dans le régime spécial que nous voulons instituer, il est un genre d'alimentation que nous proscrivons avant tout, c'est l'alimentation par les féculents sous quelque forme qu'ils soient.

Les pommes de terre se composent de:

| | |
|---|---|
| Eau | 74,00 |
| Fécule amylacée | 20,00 |
| Substances azotées | 1,60 |
| Matières grasses, huile essentielle | 0,11 |
| Substances sucrées | 1,09 |
| Cellulose (épiderme et tissu) | 1,64 |
| Pectates, citrates, phosphates, silicates de chaux, magnésie, potasse, soude | 1,56 |
| | 100,00. |

La pomme de terre, on le voit, pauvre en substance azotée, est surtout riche en fécule et en sucre, et par cette raison ne doit être introduite qu'en très-petite quantité dans l'alimentation de l'obèse.

Nous empruntons à l'ouvrage de M. PAYEN (*Des substances alimentaires*) un tableau qui donne la composition immédiate des céréales ou des principales graminées alimentaires. On verra, d'après ce que nous avons dit, quelles sont celles qui conviennent le mieux dans notre régime.

| | AMIDON. | MATIÈRES AZOTÉES. | DEXTRINE et SUBSTANCES CONGENÈRES. | MATIÈRES GRASSES. | CELLULOSE ou TISSU VÉGÉTAL. | MATIÈRES MINÉRALES. |
|---|---|---|---|---|---|---|
| Blé . . . . | 58,62 | 22,75 | 9,50 | 2,61 | 3,05 | 3,02 |
| Seigle . . . | 67,65 | 12,50 | 11,90 | 2,25 | 3,01 | 2,60 |
| Orge . . . | 66,43 | 12,96 | 10,00 | 2,76 | 4,75 | 3,10 |
| Avoine. . . | 60,59 | 14,39 | 9,25 | 5,50 | 7,06 | 3,25 |
| Maïs . . . | 67,65 | 12,50 | 4,00 | 8,80 | 5,90 | 1,25 |
| Riz. . . . . | 89,15 | 7,05 | 1,00 | 0,80 | 1,10 | 0,90 |

Les graines des plantes légumineuses conviennent également peu. Elles contiennent, il est vrai, une assez grande qnantité de substances azotées. Mais, à côté de cela, c'est l'amidon, la dextrine et la gomme qui dominent et on y rencontre aussi des matières grasses. Pour en citer un exemple, nous donnerons les résultats de l'analyse des fèves ordinaires.

| | |
|---|---|
| Amidon, dextrine et matière gommeuse . . | 51,50 |
| Substances azotées (légumine, etc. . . . . | 24,10 |
| Cellulose . . . . . . . . . . . . . | 3,00 |
| Matières grasses . . . . . . . . . . . | 1,50 |
| Substances salines . . . . . . . . . . | 3,60 |
| Eau hygroscopique . . . . . . . . . . | 16,00 |
| | 100,00 |

Ces légumes, desséchés, présentent plus de parties nutritives encore qu'à l'état frais, une partie de l'eau qu'ils contenaient s'étant évaporée.

Les fruits charnus, tels que melons, potirons, etc., ne conviennent que pris à doses modérées. Ils sont utiles par la variété qu'ils apportent dans l'alimentation; mais, absorbés en trop grande quantité, ils fatiguent les organes digestifs et amènent des désordres souvent assez graves.

Le lait contient les deux espèces d'aliments. On ne doit le proscrire qu'autant qu'on y ajoute des substances féculentes, riz, semoule, gluten, etc. Quant aux poissons, on préférera les poissons de mer qui contiennent plus de matières salines.

Les légumes herbacés, tels que les choux, l'oseille, etc., que l'on a conseillés depuis longtemps, rendent aux obèses de signalés services. Ils offrent des ressources nombreuses et permettent d'apporter à la nourriture la plus agréable variété en les associant à presque tous nos aliments. L'analyse chimique a trouvé chez eux des sels alcalins, calcaires et magnésiens, minéraux et végétaux, qui tous viennent jouer un rôle marqué dans l'acte de la digestion qui doit nécessairement s'opérer dans un milieu alcalin.

Depuis un certain nombre d'années déjà, le chocolat a pris une place importante dans l'alimentation. M. Dancel le recommande dans son traitement, surtout, dit-il, s'il est bon et fait à l'eau. Même dans ces conditions, le chocolat nous paraît un aliment qui ne convient point du tout aux obèses. Lampadius, en faisant l'analyse du cacao, a trouvé sur 100 parties :

| | |
|---|---|
| Matières grasses (beurre de cacao). . . . | 53,10 |
| Albumine . . . . . . . . . . . . . | 17,50 |
| Gomme . . . . . . . . . . . . . | 7,75 |
| Amidon . . . . . . . . . . . . . | 10,91 |
| Principe colorant rouge . . . . . . . | 2,00 |
| Eau . . . . . . . . . . . . . . | 4,78 |

Certes, dans le cacao, qui fait la base du chocolat, il y a assez de matières grasses, de gomme et d'amidon pour constituer un aliment respiratoire. Du reste, le chocolat du commerce est souvent falsifié par la fécule, dont la présence ne peut qu'engager encore davantage à en proscrire l'emploi.

Il nous reste à parler du café et du thé, mais on prescrit plutôt ces deux substances comme médicaments que comme aliments, et nous aurons à nous en occuper dans la partie thérapeutique.

*Boissons.* Nous avons vu que l'usage immodéré des alcools produisait l'embonpoint.

Mais, dans le régime ordinaire, le vin et de petites quantités d'alcool n'agissent pas de même. Leur action stimulante, en favorisant la digestion, vient aider au traitement.

Outre l'alcool, le vin contient différentes autres substances, parmi lesquelles nous citerons plus spécialement le tannin que l'on trouve en plus grande quantité dans les vins rouges que dans les vins blancs. Nous parlerons plus loin du rôle que joue le tannin dans notre traitement.

Le vin qui en contient le plus est le vin de Bordeaux, que pour cette raison nous recommanderons aux malades.

Le cidre est moins bon. Il renferme du sucre, de l'alcool, etc., et fournit une partie des aliments respiratoires.

Quant à la bière, elle doit être proscrite. On sait combien il est commun de rencontrer des obèses parmi les buveurs de bière. J'en ai observé à Strasbourg plusieurs exemples remarquables, et dans les contrées où l'on fait un usage continuel de cette boisson, comme en Belgique, en Hollande, en Angleterre, l'embonpoint est la condition normale. Cette action de la bière s'explique facilement. A part l'alcool, elle contient 48 grammes par litre de substances solides, composées de substances non azotées, analogues à la dextrine et à la glycose, et de substances azotées. Comme le dit M. Payen, on peut attribuer à ces 48 grammes de matières solides des propriétés nutritives, semblables à celles d'un poids égal de pain.

Voici du reste la composition chimique de la bière de Strasbourg :

| | |
|---|---|
| Eau. . . . . . . . . . . . . . . | 947,00 |
| Alcool . . . . . . . . . . . . . . | 4,50 |
| Dextrine, glycose et substances congénères . | 41,40 |
| Substances azotées . . . . . . . . . | 5,26 |
| Sels minéraux . . . . . . . . . . . | 1,84 |
| Principes amers, etc. (quant. ind.). | |
| | 1000,00 |

*Exercice du corps. Entraînement.* Comme moyens adjuvants, nous recommanderons aux obèses l'exercice du corps. Les fatigues corporelles, en excitant les sécrétions, produisent la diminution de l'embonpoint. Les promenades prolongées, surtout le matin, agissent dans le même but. Les malades devront dompter autant que possible leur paresse. Ils coucheront sur un lit dur et dormiront peu. Six à sept heures de sommeil suffisent en général à l'individu pour se maintenir dans un état de santé régulière, et le sommeil, en diminuant l'énergie de toutes les fonctions, est une cause active d'obésité. Ce régime est difficile à suivre : certains malades, éprouvant une répugnance invincible pour tout exercice physique, aiment mieux endurer les inconvénients de leur maladie que de sortir de leur torpeur. Il ne reste plus alors au médecin qu'à essayer les moyens thérapeutiques, qui, il faut l'avouer, lui feront bien souvent défaut.

Le régime commencé, il est de toute nécessité que le malade ait assez de courage pour résister à son appétit après une longue course. Il devra rationner sa nourriture, sous peine d'enlever à ses efforts toute efficacité.

Les Anglais, qui sont très-habiles éleveurs, et qui ont étudié les meilleurs moyens d'obtenir à volonté, soit l'amaigrissement du corps avec développement de la puissance respiratoire, comme pour les jockeys, soit le développement de la puissance musculaire, comme pour les boxeurs, ont créé sous le nom d'*entraînement* une méthode destinée à modifier l'organisme selon leurs vues. Pour obtenir les jockeys, ils emploient les purgatifs, les sueurs provoquées par des exercices violents, et leur donnent une alimentation souvent insuffisante. Ces moyens, poussés à l'extrême, ne peuvent qu'agir d'une manière fâcheuse sur les individus qui sont soumis à ce régime. Les statistiques ont démontré, en effet, que la plupart des coureurs et des jockeys mouraient jeunes.

Quand, au contraire, ils veulent obtenir des hommes remarquables par le développement de leur système musculaire, ils font usage des procédés suivants : Les individus suffisamment préparés par des transpirations suivies d'immersion dans l'eau froide, des purgations, des frictions, etc., le véritable régime est ainsi organisé : Lever à cinq heures du matin en été, au petit jour en hiver. Immédiatement après, trois à quatre heures d'exercices variés. A huit heures, déjeuner avec du bœuf ou du mouton rôti, du pain rassis ou du biscuit. Pour boisson, du porter ou du vin de Porto coupé avec de l'eau, et un verre ou deux seulement. Exercices, comme le matin, entre le déjeuner et le dîner. A deux heures, dîner avec des viandes rôties. Toute viande blanche ou de gibier est défendue. Après, exercices, et à huit heures du soir, deux heures avant le coucher, un léger souper avec un peu de viande froide. Puis sept heures de sommeil dans un lit dur et sans rideaux. L'entraînement a lieu à la campagne. Liqueurs, assaisonnements, ragoûts et légumes sont interdits, et le tabac est proscrit comme énervant.

## Thérapeutique.

1° *Acides.* Les acides ont joui d'une grande vogue dans le traitement de l'obésité, et de nos jours le vinaigre est encore spécialement employé comme remède contre cette maladie. On lui attribuait autrefois des guérisons miraculeuses, et je me souviens avoir trouvé quelque part un fait dont la singularité m'a frappé.

Un nommé Chiapin Vitellis, marquis de Cérona, général espagnol, très-connu de son temps, paraît-il, était devenu d'une extrême corpulence. Il parvint, en buvant du vinaigre, à se réduire à un tel point de maigreur, qu'il pouvait enrouler sa peau plusieurs fois autour de son corps. Il se peut bien que la peau distendue par la graisse n'ait plus assez de tonicité pour revenir sur elle-même; mais en admettant le développement le plus monstrueux, il sera toujours curieux de voir un individu se servir de sa peau en guise d'un triple manchon.

En étudiant attentivement l'action des acides, on voit qu'en effet ils produisent la maigreur en empêchant l'émulsion des graisses; mais en même temps ils troublent d'une manière souvent irremédiable les fonctions digestives et amènent dans certains cas le marasme qui conduit à la mort. Certes alors le remède est pire que le mal.

Brillat-Savarin, le célèbre professeur de gastronomie, a consacré, dans sa *Physiologie du goût*, un assez long chapitre à l'obésité, et quoique étranger jusqu'à un certain point aux sciences médicales, il avait assez observé pour voir quels funestes résultats produisait l'usage du vinaigre. Je lui emprunte une observation bien concluante selon moi.

Une jeune fille, raillée par ses amies sur son embonpoint naissant et craignant de perdre sa beauté, avalait tous les jours, sans en rien dire à personne, un verre de vinaigre, remède qu'elle croyait souverain pour combattre le mal qui la menaçait. Au bout de quelque temps, la nutrition languit et le dépérissement commença. On remonta à la source du mal. Les effets produits par l'absorption du vinaigre étaient déjà trop marqués pour être combattus avec succès. Elle succomba avec une affection organique des voies digestives.

Nous ne proscrirons pas toutes les substances dans lesquelles se rencontrent des acides, puisque, employées avec modération, elles peuvent rendre quelques services, mais nous rappellerons qu'il faut agir avec une extrême prudence, si l'on veut faire usage de ces médicaments.

*Ferrugineux.* Les ferrugineux, eux aussi, ont été recommandés, mais s'ils sont loin de produire dans l'organisme des lésions aussi profondes que les acides pris avec excès, ils ne conviennent pas dans le traitement de l'obésité. Absorbés pendant un certain temps, ils donnent naissance à une espèce de pléthore assez marquée pour faire redouter chez l'obèse, déjà sujet aux congestions, des accidents cérébraux graves. La tête s'alourdit ainsi que l'intelligence. Ces médicaments qui conviennent surtout lorsqu'il faut rendre au sang ses principes rouges solides comme dans l'anémie, et l'analyse chimique du sang dans l'obésité ayant prouvé que le chiffre des globules s'y trouvait en quantité normale, nous paraissent ici plutôt nuisibles qu'utiles.

*Alcalis.* M. Dancel, dans son ouvrage, conseille à ses malades, pour hâter leur guérison, de faire usage des alcalis sous quelque forme qu'ils soient et notamment du bicarbonate de soude administré en petite quantité avec les aliments. Il cite à l'appui de son opinion un auteur anglais qui recommande les bains alcalins dans le traitement de l'obésité, et un article de M. Ch. Roche, *Sur la polysarcie*, dans le *Dictionnaire de médecine et de chirurgie pratique.* Cette question a été longtemps controversée et maintenant encore on n'est pas arrivé à une solution positive. Le rôle que jouent les alcalis dans la digestion n'est pas déterminée d'une manière bien certaine. Forment-ils du savon avec les graisses ou une simple émulsion qui favorise leur absorption? Les derniers travaux entrepris à ce sujet sont dus à MM. Jeannel et Monsel, pharmaciens à Bordeaux, et nous emprunterons à un mémoire qu'ils ont adressé à l'Académie de médecine, *Sur l'émulsion des corps gras*, quelques-unes de leurs conclusions :

1° Tous les liquides à réaction alcaline, d'origine organique ou inorganique, émulsionnent les huiles dans l'eau distillée, et les bases métalliques insolubles puissantes produisent à un certain degré le phénomène de l'émulsion.

2° Le phénomène de l'émulsionnement par les bases résulte d'un commencement de saponification, qui a lieu à froid, tout au moins d'une manifestation à froid, des affinités qui déterminent la saponification par l'intervention de la chaleur.

. . . . . . . . . . . . . . . . . . . . . . . . .

4° L'intensité de l'émulsionnement se montre en raison directe de l'alcalinité. L'acidité d'un liquide exclut la possibilité de l'émulsionnement.

5° Le suc pancréatique est plus utile que les autres dans la digestion des corps gras, parce qu'il est le plus alcalin; mais l'ensemble des observations porte à penser que les autres sucs intestinaux peuvent le suppléer dans la digestion des corps gras.

6° L'introduction d'une proportion modérée d'alcali dans l'estomac avec les aliments, de manière à diminuer l'acidité du chyle ou seulement l'abstention des aliments acides, favorise indirectement l'émulsionnement des matières grasses dans l'intestin, car plus le chyme est acide, plus il doit neutraliser, en passant dans l'intestin, les sucs alcalins nécessaires à l'émulsionnement des graisses.

7° Il est de la plus haute importance d'interdire l'usage des acides aux malades tombés dans le marasme ou aux convalescents qu'on cherche à fortifier par l'alimentation, puisque les acides s'opposent à l'émulsionnement des corps gras.

8° Il faut proscrire les acides et prescrire de petites doses d'alcali, lorsqu'on administre l'huile de foie de morue comme reconstituant.

. . . . . . . . . . . . . . . . . . . . . . . . .

*Extrait des conclusions d'un mémoire lu à l'Académie de médecine, le 3 septembre* 1857, *sur l'émulsionnement des corps gras par les carbonates alcalins et des corps gras considérés comme véhicules des bases minérales et organiques, par* MM. Jeannel *et* Monsel.

En nous appuyant sur les données qui précèdent, nous ne conseillerons pas les alcalis, puisqu'il est reconnu qu'ils facilitent l'émulsion et par là l'absorption des matières grasses.

*Médication excitante.* — 1° *Café.* Parmi les excitants, les auteurs se sont adressés surtout aux excitants du système nerveux et du système circulatoire. Le café doit être placé en première ligne par droit d'ancienneté et aussi à cause de la confiance qu'on lui accorde.

Aussitôt absorbé, ce médicament agit avec une rapidité remarquable en portant son action sur le système cérébro-spinal et produisant un éréthisme nerveux, espèce de névrose passagère qui dure plus ou moins longtemps. Ses effets sur l'économie, classés par ordre d'apparition, sont: 1° excitation du cerveau et facilité du travail intellectuel; 2° tremblement des membres quand il est pris en trop grande quantité; 3° anxiété épigastrique semblable à celle dont on est affecté sous le coup d'une émotion morale; 4° augmentation de la sécrétion urinaire; l'urine est rendue moins chargée de matières extractives et en plus grande quantité; 5° perte de sommeil durant plus ou moins longtemps.

Un fait digne de remarque, c'est que le café n'exerce aucune action excitante spéciale sur le système circulatoire. Il ne produit pas de fièvre artificielle. Les battements du pouls, loin de devenir plus fréquents, diminuent quelquefois. Le sang circule avec moins d'activité dans les capillaires et la pâleur en est la conséquence.

Avec de pareils effets, le café diminuera-t-il l'obésité? Il agira contre cette maladie comme excitant du système nerveux, puisque nous avons dit que tous les excitants d'une fonction de l'organisme diminuent dans de certaines limites la production de la graisse. Cependant, dans les circonstances ordinaires, le café, enlevé à la matière médicale pour être rangé parmi nos aliments journaliers, n'a plus pour ainsi dire aucune action, et le médecin, en le prescrivant, rencontrera chez ses malades des organes émoussés par l'habitude, et n'en obtiendra aucun résultat.

D'ailleurs, une propriété du café que nous n'avons pas mentionnée, est celle de soutenir et de produire pour un temps les effets de l'alimentation, fait qui s'explique par la quantité de matières solubles qu'il renferme (40 pour cent), matières parmi lesquelles se trouvent des produits azotés en quantité d'autant plus grande que la torréfaction a été poussée moins loin. Sans parler de ses inconvénients et même en admettant l'absence d'habitude chez les malades auxquels on le prescrira, répondra-t-il encore à la réputation que lui ont faite les auteurs? Tout en reconnaissant avec M. TROUSSEAU que « tant de gens accablés « d'obésité font usage du café et que pour cette classe d'individus au « moins les propriétés desséchantes de cette infusion sont bien faibles,» nous constaterons avec lui que « l'état nerveux, l'insomnie, les dys- « pepsies constantes et profondes qu'il fait naître chez quelques per- « sonnes, peuvent bien déterminer l'amaigrissement» (TROUSSEAU, *Traité de thérapeutique*, t. II, p. 475).

2° *Thé*. Le thé convient mieux que le café. Il agit moins vivement sur le système nerveux, produit une excitation générale, non pas temporaire comme toute boisson chaude, mais durable et assez énergique pour rendre à un homme affaibli les forces qu'il avait perdues. Il excite l'appétit. Le pouls s'accélère, les forces reviennent et l'activité générale augmente presque toutes les sécrétions. On remarque rarement du malaise après son ingestion, et les individus qui en ont pris pendant longtemps n'éprouvent aucun trouble dans leur santé. Il est toutefois certaines précautions à prendre relatives à la quantité que l'on met dans les infusions et à l'espèce dont on se sert. Comme il est pris ordinairement, le thé agit comme boisson chaude, légèrement aromatique. Il faut augmenter la dose en mettant de vingt à trente grammes de thé par litre d'eau bouillante. Contrairement à l'usage, on doit employer la première infusion et ne pas laisser les feuilles trop longtemps en contact avec l'eau, parce qu'il se dissout des principes astringents qui lui enlèvent une partie de son arome.

Le thé noir agit moins énergiquement que le thé vert. Son arome est plus agréable, sa saveur moins astringente, moins amère. Le thé vert a une action spéciale, et pris seul, il est cause de certains malaises, tels que bâillements, douleur stomacale, palpitations, tremblement et quelquefois perte de sommeil, phénomènes qui s'expliquent par la présence d'une quantité notable de tannin gallique, à peine sensible dans l'infusion du thé noir.

Ce qui convient le mieux est un mélange de thé noir et de thé vert.

Nous donnerons ici les résultats comparés de l'analyse du thé noir et du thé vert, faite par M. MULDER.

| | Thé vert. | Thé noir. |
|---|---|---|
| Huille essentiele . . . . . . . . . | 0,79 | 0,60 |
| Chlorophylle (matière verte). . . . . | 2,22 | 1,84 |
| Cire . . . . . . . . . . . . . . | 0,28 | — |
| Résine. . . . . . . . . . . . . | 2,22 | 3,64 |
| Gomme . . . . . . . . . . . . . | 8,56 | 7,28 |
| Tannin . . . . . . . . . . . . . | 17,80 | 12,88 |
| Théine (ou caféine) . . . . . . . . | 0,43 | 0,46 |
| Matière extractive . . . . . . . . . | 22,80 | 21,36 |
| Substances colorantes particulières . . | 23,60 | 19,19 |
| Albumine . . . . . . . . . . . . | 3,00 | 2,80 |
| Fibres (cellulose) . . . . . . . . . | 17,08 | 28,32 |
| Cendres (matières minérales) . . . . | 5,56 | 5,24 |

Jusqu'alors le thé est le médicament dans lequel nous avons le plus de confiance, s'il est administré dans de bonnes conditions.

Nous ne parlerons que pour mémoire du gingembre, recommandé par M. RICHARD (*Éléments d'hist. naturelle*), et de différents autres excitants spéciaux des fonctions digestives, tels que le poivre, la cannelle, etc.

Ils peuvent, dans certaines circonstances, rendre quelques légers services.

Les bains froids, et spécialement les bains de mer, peuvent être recommandés à cause de leur action tonique.

Le gaïac, dont on a vanté les effets, la bourrache, la mélisse, la menthe poivrée, etc., agissent comme excitants généraux et comme sudorifiques.

«Des médecins recommandables disent avoir conseillé, avec succès, «le matin à jeun, l'usage de la mélisse en guise de thé aux vieillards «gros et apathiques» (TROUSSEAU, ouvr. cité, II, 471).

*Toniques astringents et toniques névrosthéniques* (*tannin*, *quinquina*). Jusqu'alors, nous avons examiné les différents moyens proposés contre l'obésité, et nous sommes arrivé à cette triste conclusion qu'il n'en est peut-être pas un seul qui puisse guérir les malades.

Nous avons admis, comme à peu près certaine, la diathèse obésique, et admettre une diathèse c'est reconnaître que la maladie résistera énergiquement au médecin. Malgré cela, et à cause de cela, peut-être, il reste beaucoup à faire pour arriver au but. Peu de moyens, en somme, ont été essayés, et avant de terminer notre travail, nous avons voulu appeler l'attention sur certains médicaments qui, bien employés, nous semblent devoir jouer un rôle plus actif dans le traitement de cette grave affection. Nous voulons parler des toniques astringents et des toniques névrosthéniques, parmi lesquels nous recommanderons spécialement le quinquina.

Le tannin est le type des médicaments astringents. Le premier effet qu'il produit est une sensation de chaleur à l'épigastre, la digestion se ralentit, et le plus souvent il donne lieu à une constipation opiniâtre. C'est ce qui en a fait rechercher l'emploi contre les diarrhées rebelles. Toutes les sécrétions sont diminuées : sueurs, urines, etc.

Les toniques astringents agissent par la présence d'un acide (acide gallique) combiné à d'autres substances. Or, nous avons vu que toute substance acide ingérée neutralise l'alcalinité des sucs intestinaux et empêche l'émulsion des graisses. Outre cette action, les astringents, mis en contact avec les muqueuses, déterminent une astriction fibrillaire qui efface les diamètres des interstices organiques et diminuent l'activité de la digestion et de l'absorption. Ces substances n'agissent pas sur les principes du sang; mais portées dans toutes les parties de l'organisme par la circulation, elles produisent des dyspepsies, suspendent les sécrétions, diminuent les battements du cœur : de là amaigrissement et atrophie : « Nous avons signalé, dit M. Trousseau, les accidents produits par l'administration prolongée de ces substances. On « pourrait, néanmoins, utiliser les effets nuisibles en les faisant servir

« à combattre de graves incommodités qui résultent, ou d'un excès de « la force assimilatrice de l'organisme, ou plus souvent d'un défaut de « proportion entre le mouvement de décomposition, alors inactif, et le « mouvement de décomposition nutritive, alors trop actif. L'obésité est « produite par ce manque d'équilibre entre les deux puissances qui « président à la réparation du corps, et il ne serait sans doute pas im- « possible de les rétablir dans de plus égales proportions par l'admi- « nistration prudente et soutenue des toniques astringents » (TROUSSEAU, ouvr. cité, I, 181).

Le quinquina contient la quinine, la cinchonine et du tannin. Il produit, lui aussi, de la chaleur à l'épigastre, puis des maux de tête, des bourdonnements d'oreille, etc.; mais, de plus que le tannin, il exerce une action purgative et a une influence spéciale sur le système circulatoire, en donnant naissance à un mouvement fébrile très-marqué.

L'observation a prouvé que chaque fois que la circulation est activée, la respiration l'est aussi, puisque ces deux grandes fonctions se lient d'une manière intime, la combustion est plus énergique, la graisse brûle et se dépose en moins grande quantité dans les tissus.

Qu'on observe un individu atteint d'un mouvement fébrile, même léger, si cette fièvre dure quelque temps, on le verra maigrir. Or, le quinquina étant le médicament par excellence qui a le pouvoir d'activer la circulation sans troubler d'autres fonctions, il devra, administré longtemps et prudemment, offrir au médecin une précieuse ressource pour combattre l'obésité.

On a observé d'autres faits qu'il est facile de vérifier. Les individus qui prennent pendant longtemps du quinquina restent toujours maigres. De plus, les malades doués d'un certain embonpoint, atteints de fièvre intermittentes et traités par le quinquina, ne parviennent jamais à reprendre leur aspect primitif.

Ce résultat, dira-t-on, n'est nullement remarquable si l'on songe que le quinquina n'est guère prescrit qu'aux individus faibles, anémiques, affectés déjà par un vice constitutionnel, et dans ce cas le quinquina joue un rôle assez important en soutenant les forces, sans qu'on puisse lui reprocher de ne pas amener l'embonpoint.

En second lieu, les individus atteints de fièvre intermittente conservent leur maigreur parce qu'ils sont toujours sous l'influence de la cachexie paludéenne. Ils gardent le teint jaune paille caractéristique de l'influence marécageuse.

La première objection a assez de valeur, et pour démontrer l'influence anti-obésique du quinquina, il faut l'administrer dans des circonstances différentes de celles dont nous avons parlé plus haut.

Quant à la seconde, pour prouver que la cachexie paludéenne n'est pour rien dans cette maigreur, c'est que les individus guéris de fièvre intermittente par d'autres substances que par le quinquina reprennent parfaitement leur embonpoint.

J'ai observé, à Maréville, un aliéné dément et assez obèse. Lors des travaux de terrassement que l'on fit à l'asile, il fut atteint de fièvre intermittente que l'on guérit au moyen de l'arséniate de soude. Il était considérablement maigri sous l'influence de la fièvre, et cependant un mois après, le malade était revenu à son état normal. Plusieurs médecins et notamment un de mes amis, docteur à Chambéry, et qui a observé en Savoie un grand nombre de fièvres intermittentes, m'ont tous dit avoir constaté les mêmes résultats.

Je connais deux malades guéris de fièvres d'Afrique par la méthode hydrothérapique de M. Fleury. Tous deux étaient maigres, affaiblis. Quelques mois après leur entière guérison, leur santé était devenue florissante, et l'embonpoint commençait à reparaître.

De ce qui précède, je crois pouvoir conclure sans témérité que le quinquina, agissant en même temps comme les toniques astringents par le tannin qu'il contient et agissant surtout par sa quinine, comme activant la circulation, doit rendre de grands services dans notre traitement. Il faudrait en continuer l'emploi pendant longtemps, et la préparation à laquelle je donnerais la préférence serait le vin de quinquina fait avec le quinquina rouge, dans lequel les deux alcalis quinine et cinchonine se trouvent presque également partagés, et qui offre en outre l'avantage de renfermer beaucoup plus de tannin ou rouge cinchonique soluble que les autres espèces.

A mon grand regret, je ne puis appuyer ces idées par aucune expérience personnelle, et je sais fort bien qu'en médecine il faut des faits, et des faits bien observés, pour introduire un médicament dans la thérapeutique d'une maladie. Ce que je n'ai pu faire encore comme étudiant; je me le propose de le faire plus tard dans ma pratique. Mon but est d'appeler l'attention sur ce sujet et de faire expérimenter par d'autres que par moi.

En parlant du régime, nous n'avons pas essayé de déterminer en poids la ration alimentaire de chaque individu. Elle doit varier suivant le tempérament, l'habitude, l'exercice, etc., et doit être laissée à l'appréciation du médecin qui se rapprochera autant que possible du poids moyen donné par la physiologie et le diminuera au besoin.

En résumé, nous recommandons dans notre traitement une diète bien entendue. Comme alimentation nous ne proscrivons rien absolument, mais nous conseillons de faire usage de préférence d'aliments riches en matières azotées. On devra se nourrir surtout de viande, en ayant soin de varier assez sa nourriture pour ne pas amener la fatigue et le dégoût. Les aliments dont il faudra s'asbstenir le plus, seront les féculents.

Comme médication, éviter l'emploi immodéré des acides, laisser de côté les ferrugineux, les alcalis, et s'adresser aux excitants et spécialement aux toniques névrosthéniques.

Nous venons de donner les raisons qui nous engageaient à insister sur l'emploi du quinquina.

Malheureusement, malgré le régime le mieux entendu, malgré la médication, le médecin sera souvent, non-seulement impuissant à guérir; mais quelquefois même à soulager ses malades. Comme le dit M. Payen: « Les excès du travail sédentaire ou les efforts trop soutenus

« de l'esprit, le défaut d'exercice ou les fatigues corporelles poussées « au delà de certaines limites, les privations ou les excès de nourriture « occasionnent fréquemment un trouble notable dans nos fonctions di- « gestives, ne laissant apparaître, malgré une nourriture normale, que « certaines aptitudes invincibles, soit à prendre un embonpoint extra- « ordinaire, soit à persévérer dans un état de maigreur. »

## Traitement des complications.

Il sera difficile de guérir les complications sans attaquer la cause du mal et diminuer l'obésité. Mais il en est quelques-unes qui, par leur gêne et leur durée, exercent plus particulièrement une fâcheuse influence sur le malade, et qui, par cela même, réclament une médication spéciale. Les hernies et les maladies de peau sont dans ce cas.

La première question que l'on se fait à propos des hernies graisseuses est la suivante : Doit-on les opérer? SCARPA était de cet avis. Il conseillait même de les mettre à découvert pour compléter le diagnostic. Depuis SCARPA, presque tous les chirurgiens ont été d'un avis contraire, et nous croyons, avec VIDAL DE CASSIS, qu'il faut agir envers elle avec une extrême prudence.

Le diagnostic différentiel est souvent difficile, quelquefois impossible, et le chirurgien devra toujours, avant de porter le bistouri sur ces tumeurs, songer aux graves désordres qui pourraient être la conséquence de son opération. A moins de circonstances tout à fait spéciales et déterminantes, il faut se contenter de faire porter un bandage aux malades.

Quant à l'intertrigo, il faut avoir soin de laver souvent la surface qui est le siége de la maladie. On saupoudrera avec de la poudre de tan et d'amidon les parties en contact, et ces simples moyens suffiront souvent pour amener la guérison. Si l'affection résiste, on emploiera les astringents, les bains sulfureux, et au besoin on cautérisera les surfaces malades avec une solution plus ou moins concentrée de nitrate d'argent.

La saignée, loin d'être utile pour remédier aux congestions qui menacent si souvent les obèses, ne peut pas être employée, parce qu'il faudrait la répéter souvent, et dans ce cas elle accélère la marche de la maladie. Comme traitement palliatif à opposer à cette complication, on se bornera à prescrire souvent au malade des pédiluves chauds et contenant des substances irritantes.

## Nature de la maladie.

Jusqu'à présent les physiologistes se sont beaucoup occupés de la graisse et de son rôle dans l'économie. Ces travaux, encore si incomplets sous certains rapports, ne nous ont rien appris sur la nature de l'obésité. Dès qu'avec les connaissances actuelles on veut aborder cette question, il est à peu près impossible de sortir du domaine des hypothèses. L'obésité est une lésion de nutrition. Cette lésion consiste-t-elle dans une maladie des organes respiratoires? On est à peu près certain du contraire. La dyspnée, que l'on observe comme phénomène concomitant, n'est que la conséquence d'un fait mécanique, du fait de l'accumulation de la graisse autour des organes respiratoires, et qui gêne le jeu de leurs fonctions.

Nous avons démontré que toutes les causes accidentelles qui activent la circulation empêchent la production de la maladie. Consistera-t-elle alors dans un changement de composition chimique du sang? Ou plutôt ne dépend-elle pas d'une lésion inhérente à l'arbre vasculaire lui-même.

La production de l'obésité est sous l'influence du grand sympathique; mais rien que ce mot nous fait reculer. Les fonctions de ce nerf sont encore déterminées si vaguement, que nous craindrions, en abordant ce sujet, de nous laisser aller à des hypothèses absurdes. La diathèse obésique est toujours l'idée vers laquelle nous penchons. Nous ne pouvons qu'appeler de tous nos vœux de nouvelles recherches, qui viendront éclairer un point de pathologie jusqu'alors si obscur.

## Conclusions.

I. L'obésité est une maladie grave, pouvant dans certaines circonstances se terminer par la mort.

II. Toujours elle amène avec elle des complications souvent fâcheuses.

III. Sa nature est inconnue.

IV. Les causes qui la produisent sont nombreuses, et agissent selon les individus et les circonstances au milieu desquelles ils se trouvent.

V. Son traitement doit être actif, commencé aussitôt que possible et continué avec persévérance pour produire des résultats.

VI. Il se compose de l'alimentation combinée avec le régime et la médication.

VII. Diète, régime animal. Comme médication, recourir aux excitants et s'adresser spécialement au quinquina.

www.ingramcontent.com/pod-product-compliance
Ingram Content Group UK Ltd.
Pitfield, Milton Keynes, MK11 3LW, UK
UKHW020434180726
13839UKWH00003B/1490

9 782329 130620